BEI GRIN MACHT SICH IHR WISSEN BEZAHLT

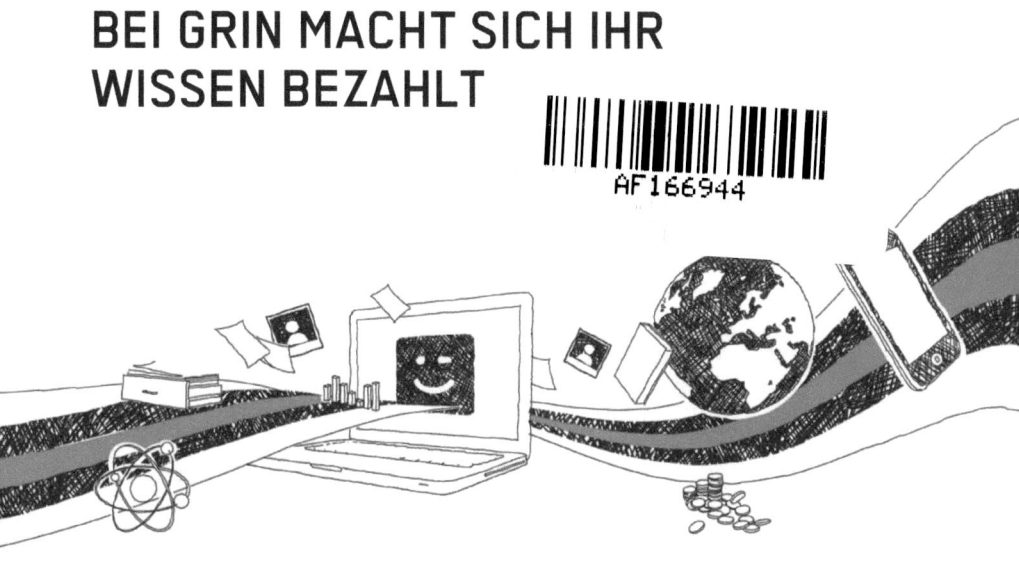

AF166944

- Wir veröffentlichen Ihre Hausarbeit, Bachelor- und Masterarbeit

- Ihr eigenes eBook und Buch - weltweit in allen wichtigen Shops

- Verdienen Sie an jedem Verkauf

Jetzt bei www.GRIN.com hochladen und kostenlos publizieren

GRIN

Die Besonderheiten der Generation X. Werden aktuell angewandte gerontopsychiatrische Pflegemodelle den spezifischen Aspekten dieser Generation gerecht?

Bettina Grundmann-Horst

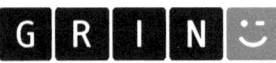

Bibliografische Information der Deutschen Nationalbibliothek:

Die Deutsche Nationalbibliothek verzeichnet diese Publikation in der Deutschen Nationalbibliografie; detaillierte bibliografische Daten sind im Internet über http://dnb.d-nb.de abrufbar.

ISBN: 9783346876836
Dieses Buch ist auch als E-Book erhältlich.

Druck und Bindung: Books on Demand GmbH, Norderstedt Germany
Gedruckt auf säurefreiem Papier aus verantwortungsvollen Quellen

Das vorliegende Werk wurde sorgfältig erarbeitet. Dennoch übernehmen Autoren und Verlag für die Richtigkeit von Angaben, Hinweisen, Links und Ratschlägen sowie eventuelle Druckfehler keine Haftung.

Das Buch bei GRIN: https://www.grin.com/document/1359206

Bachelorarbeit an der Fachhochschule der Diakonie Bielefeld

Studiengang Psychische Gesundheit / Psychiatrische Pflege

Die Besonderheiten der Generation X

Werden aktuell angewandte gerontopsychiatrische Pflegemodelle den spezifischen Aspekten dieser Generation gerecht?

Verfasserin: Bettina Grundmann-Horst

13.02.2018

Abstract

Die vorliegende Bachelorarbeit beschäftigt sich mit der Generation X, die zwischen 1965 und 1980 geboren wurde. Neben den aktuell in der Gesellschaft präsenten Generationen, wird die Generation X genauer betrachtet. Hier ist die deutsche Generation X von besonderem Interesse, da in der Prägephase dieser Generation die Teilung Deutschlands beendet wurde. Es wird ermittelt, welche spezifischen Werte und Eigenschaften diese Generation im Laufe ihres Lebens erworben hat. Diese Generation ist heute auf dem Weg ins Rentenalter und muss sich zwangsläufig auch mit Pflege im Alter auseinander setzen.

Daher ist es der Verfasserin wichtig zu überprüfen, ob aktuell angewandte Pflegemodelle aus der Gerontopsychiatrie den generationenspezifischen Aspekten der alternden Generation X gerecht werden. Die von der Verfasserin ausgewählten Pflegemodelle werden kurz vorgestellt und beschrieben.

Zunächst wird geklärt, was unter einer Generation verstanden werden kann und welche Betrachtungsweise in dieser Arbeit relevant ist.

Die Basis dieser Arbeit ist eine orientierende Literaturrecherche, in welcher die Attribute der Generation X ermittelt werden. Eine Tendenz der bedeutsamen Attribute wird herausgearbeitet. Die beschriebenen Eigenschaften und Einstellungen werden in Bezug zu den ausgewählten Pflegemodellen gesetzt.

Dabei zeigt sich, dass die ausgewählten Pflegemodelle für die Generation X anwendbar sind, wenn die individuelle Biografie und die Kognition der zu Pflegenden maßgeblich mit einbezogen wird. Somit ist diese Arbeit eine wertvolle Orientierungshilfe, um bereits heute Akzente in der Pflege zu setzen, damit die Generation X sich mit ihren Bedürfnissen im Bereich der Pflege in der Zukunft wahrgenommen fühlt.

Inhaltsverzeichnis

Abbildungs- und Tabellenverzeichnis

1. Einleitung

Aktuell ist der Pflegenotstand in aller Munde. Altersarmut, Überalterung der Gesellschaft und Demographie- Entwicklung sind ebenfalls hoch aktuelle Themen, die Politik und Gesellschaft gleichermaßen beschäftigen. „Demografischer Wandel sowie Veränderung von kohortenbezogenen *Lifestyle*-Faktoren und Lebenslagen erfordern eine ständige Anpassung der Angebotsstruktur an die Bedürfnisse und Erwartungen der Zielpersonen." (Hoben, Bär & Wahl, 2016, S. 15)

Jede Generation hat ihre eigenen Vorstellungen vom Altern und von der Art und Weise, wie sie sich einen zufriedenen Lebensabend vorstellen. Da die Generation X in nicht allzu ferner Zukunft das Rentenalter und damit auch in ausgeprägtem Maße Pflegebedürftigkeit erreichen wird, erscheint es der Verfasserin sinnvoll zu analysieren, ob es Pflegemodelle gibt, die generationsspezifische Aspekte, insbesondere für die beschriebene Generation X, einbeziehen können.

Vor dem Hintergrund, dass Implementierungsvorgänge von Neuerungen im Gesundheitswesen eine lange Zeit benötigen, ist es notwendig, sich bereits jetzt mit dem Thema auseinanderzusetzen.

Mit zunehmendem Alter steigt die Pflegebedürftigkeit. (Statistische Ämter des Bundes und der Länder, 2010, S. 24). Ausgehend davon, dass die Generation X zwischen 1965 und 1980 geboren wurde, wären die Menschen 2050 ungefähr im Alter von 70 bis 85 Jahren. Die Anzahl pflegebedürftiger Menschen steigt von 6% mit 70 Jahren auf 62 % mit 90 Jahren. In nicht allzu ferner Zukunft wird das Thema Pflegebedürftigkeit also für die Generation X relevant. Es wird vom Statistischen Bundesamt daher ein Anstieg der Zahl der Pflegebedürftigen auf 2,90 Millionen Pflegebedürftige im Jahr 2020 und 3,37 Millionen Pflegebedürftige im Jahr 2030 errechnet. Im Jahr 2050 sind dann 4,50 Millionen Pflegebedürftige in Deutschland möglich. Die Zahl der Pflegebedürftigen hätte sich bis dahin verdoppelt: der Anstieg läge also bei 100 %. (Statistische Ämter des Bundes und der Länder, 2010, S. 30) Die hohe zu erwartende Zahl von Pflegebedürftigen macht die Relevanz der Arbeit deutlich.

„In der Langzeitpflege kommt dem Anforderungsprofil an die Pflege eine spezielle Bedeutung zu. Dieses sollte trotz der zu erwartenden Hilfebedürftigkeit ein selbstwirksames und handlungsfähiges Dasein ermöglichen" (Bettig, Frommelt, Roes, Schmidt & Thiele, 2015, S.2). Schmidt führt dazu aus, dass anders als in der akuten Krisenbewältigung es in der Langzeitpflege sinnvoll ist, für die Pflegenden nicht nur zu handeln, sondern auch die Patienten dahingehend einzubeziehen, wie die Pflege sein soll (2015, S.5) Hier ist es von besonderem Interesse Pflegemodelle zu betrachten, die kognitive Einschränkungen berücksichtigen. Wenn jemand körperliche Einschränkungen im Alter erfährt, aber über alle seine geistigen

Fähigkeiten verfügt, sollte er sich selbstbestimmt mit seiner neuen Situation auseinandersetzen können. Personen, die im Alter neben den körperlichen auch kognitive Einschränkungen haben, sei es aus schon vorher bestehenden psychiatrischen Erkrankungen, oder mit dem Beginn einer dementiellen Erkrankung, sind besonders darauf angewiesen, dass ihr Wunsch nach Selbstbestimmung und ihre Bedürfnisse von den Pflegepersonen erkannt und respektiert werden. In seinem Grundlagenwerk über gerontopsychiatrische Pflege betont Noelle (2015, S.19), dass die professionelle Pflege einen assoziativen Ansatz benötigt, die Einbeziehung sämtlicher Einflussfaktoren auf die konkrete Pflegesituation unter Einbeziehung der Biografie.

Daher widmet sich diese Arbeit im Besonderen den Ansprüchen der Generation X in der gerontopsychiatrischen Pflege. Vor diesem Hintergrund hat die Verfasserin zwei Pflegemodelle aus diesem Bereich ausgewählt an denen exemplarisch die Fragestellung der Arbeit beantwortet werden soll.

Der vielfältige Gebrauch des Wortes Generation und die sozialpolitischen Diskussionen zur Generationenfrage unterstreicht die Aktualität des Themas (Höpflinger, 1999, S.3). Dazu ist es nötig den Begriff der Generation zunächst theoretisch zu betrachten und klarzustellen, welche Art von Generation in dieser Arbeit betrachtet werden soll.

Danach wird die Verfasserin eine Übersicht über die aktuell präsenten Generationen geben und deren Hauptmerkmale herausstellen. Es schließt sich eine ausführliche Beschreibung der Generation X an, wie sie international gesehen wird, insbesondere jedoch eine Darstellung der Generation Golf und der Dritten Generation Ost, die eine besondere Bedeutung in Deutschland haben und Teil der Generation X sind.

2. Theoretischer Hintergrund

In diesem Kapitel werden die theoretischen Hintergründe dargelegt. Nach einem kurzen Exkurs zu Pflegemodellen im Allgemeinen wird zunächst beschrieben, was ein Pflegemodell ausmacht, anschließend Überlegungen zur Fragestellung veranschaulicht und zwei spezifische Pflegemodelle vorgestellt. Diese werden genauer veranschaulicht, da sie im Laufe der Arbeit für die Beantwortung der Fragestellung der Arbeit herangezogen werden.

Nachfolgend schließt sich die Auseinandersetzung mit der Theorie zur Generationenbildung an. Im Weiteren wird definiert, was eine Generation ausmacht und welche Generationen derzeit in der Gesellschaft bestimmend sind. Es werden auch die verschiedenen Bezeichnungen der Generation X erklärt und eingeordnet. Vor diesem Hintergrund werden die aktuell bedeutsamen Generationen vorgestellt, um danach die Spezifika der Generation X herauszuarbeiten und zu präsentieren.

2.1 Pflegemodelle

Ein Pflegemodell gibt Metaparadigmen vor, welche die zentralen Phänomene der Pflege und ihre Beziehung untereinander widerspiegeln. Ein Pflegemodell beschäftigt sich immer mit der zu pflegenden Person, ihrer Umwelt, ihrer Gesundheit oder Krankheit und mit den sich daraus ergebenden Pflegehandlungen. Diese theoretische Basis gibt vor, wie Umfang der Pflege aussehen soll, welcher Zweck mit den Pflegehandlungen erreicht werden soll und welche Werte und Haltung sich dahinter verbergen. Anhand der vorgegebenen Struktur eines Modells ist es möglich, die Wirkung der Pflege zu evaluieren.

„Ein Pflegemodell ist eine vereinfachte, schematische, symbolische oder sprachliche Darstellung der Pflege, die in abstrakter Form wesentliche Aspekte der Pflege und Zusammenhänge zwischen diesen Aspekten wiedergibt." (Sauter, Abderhalden, Needham & Wolff, S.61)

Eine solche pflegetheoretische Grundlage gibt den Rahmen für die tägliche Arbeit vor. Daraus ergibt sich oft das Leitbild einer Einrichtung, es ist richtungsweisend für einen eventuellen pflegefachlichen Schwerpunkt. Die dabei in der Praxis entstehende Systematik ermöglicht eine strukturierte und einheitliche Pflegehandlung.

In seinem Werk über die Generation Golf (Teil der Generation X) wird von Florian Illies (2002, S.185) selbstkritisch angeführt, dass die betreffende Generation eine Generation sein wird, für die das Älterwerden zur Katastrophe wird, da sie sich viel darauf einbildet, jung zu sein. Deshalb stellt sich die Frage, ob den generationsspezifischen Aspekte für die zu untersuchende Generation X in heute angewendeten Pflegemodellen Beachtung eingeräumt werden kann. Dazu hat die Verfasserin zwei Pflegemodelle ausgewählt, um diese auf generationenspezifische Aspekte hin zu überprüfen. Die Auswahl der Pflegemodelle wurde neben der Tatsache, dass sie neueren Datums sind, von den eingangs beschriebenen Gedanken zur gerontopsychiatrischen Pflege bestimmt.

2.1.1 Psychobiographisches Modell nach Böhm

Das Pflegemodell nach Böhm ist ein Modell, welches insbesondere Menschen mit Demenz und ihre Biographie berücksichtigt. Böhm macht Aussagen dazu, wie in der Pflege mit Prägungen aus dem Lebenslauf umzugehen ist und hat die möglichen kognitiven Einschränkungen im Blick. Sein Modell bezieht sich auf die letzte Lebenszeit bis zum Tod. Da davon auszugehen ist, dass ein Teil der alternden Generation X auch von Demenz betroffen sein wird, erscheint es sinnvoll bei der Beantwortung der Fragestellung dieser Arbeit, sich mit einem speziellen Modell für Demenzerkrankte auseinanderzusetzen.

Erwin Böhm, geboren 1940 in Wien, ist ausgebildeter Krankenpfleger für Psychiatrie und arbeitete häufig auf gerontopsychiatrischen Stationen. Im Rahmen seiner Tätigkeit brachte er Patienten aus dem stationären Setting in ihre häusliche Umgebung zurück. Daraus entwickelte er ein Übergangspflegemodell und etablierte dann das psychobiographische Pflegemodell nach Erwin Böhm. Es basiert darauf, verschüttete Fähigkeiten der Menschen mit demenziellen Beeinträchtigungen zu reaktivieren. Sein Ziel ist es, immer die Lebensqualität von Patienten zu steigern, sowie Rückzug von Patienten zu verhindern. Böhm betrachtet Krankheit als seelisches Problem, welches in der jeweiligen Thymopsyche[1], Noopsyche[2] und Biographie des Menschen seinen Ursprung hat (Böhm, 2004, S. 32). Dabei legt er Wert auf die Faktoren, die einen Menschen in seinem Leben geprägt haben. Durch hermeneutisches Vorgehen werden die psychosozialen Bedürfnisse der Menschen mit demenziellen Beeinträchtigungen erfasst, um eine bedürfnisorientierte Pflege zu erreichen. Er bezieht ein, dass ein Sozialisationsprozess in jedem Zeitgeist und in jeder Schicht anders verläuft und stellt seinen Überlegungen voran, dass sie alle 15 Jahre überarbeitet werden müssen. (Böhm, 2004, S.180).

Böhm benennt in seinem Modell 7 Interaktionsstufen, in denen ein Mensch sich entwickelt und er geht davon aus, dass das Altern regredierend ist. Je nach Ausprägung der Regression fällt der Mensch in eine frühere Entwicklungsstufe zurück. Es folgt ein kurzer Überblick über die 7 Interaktionsstufen:

Stufe 1: *Resozialisation*

In dieser Stufe ist ein Mensch in der Lage sich an seine Umwelt anzupassen, im Sinne eines lebenslangen Lernens. Normen und Regeln spielen eine große Rolle, die Prägung erfolgt durch Eltern, Schule und Beruf. Können Menschen auf dieser Stufe erreicht werden, sollten sie keine kognitiven Einschränkungen haben. Erwachsenen-Stufe; kognitives Gespräch ist

---

[1] Thymopsyche: „Jener Anteil der der Seele, die vorwiegend mit Gefühlen zu tun hat."(Böhm, 2004, S.278)
[2] Noopsyche: „Rationaler, kognitiver Anteil unserer Seele, daher auch alle Gedächtnisleistungen. Vorwiegender Therapiefundus der Therapeuten und Pädagogen in der Geriatrie." (Böhm, 2004, S.272)

möglich; Milieu, Familie und nähere Umgebung sind von Bedeutung; Betroffene sind verbal mittels aktivierender Pflege erreichbar.

Stufe 2: *Mutterwitz*

Laut Böhm entspricht diese Entwicklungsstufe der Jugendzeit, man hat eine gemeinsame Sprache, Humor und kulturelle Einflüsse sind hier wichtig. Reden im Dialekt und Humor; Betroffene sind verbal mittels aktivierender Pflege erreichbar

Stufe 3: *seelische und soziale Grundbedürfnisse*

Ab der 3. Stufe ist es für Böhm zwingend, sich mit der persönlichen Biographie auseinanderzusetzen, da die Regression in diesen Entwicklungsstufe schon in die tieferen Erinnerungsschichten reicht. Es ist wichtig Bedürfnisse zu erkennen, um eine Verschlechterung zu vermeiden. Grundbedürfnisse wie Essen und Schlafen spielen eine zentrale Rolle. Auch reaktive Bedürfnisse müssen beachtet und erfüllt werden. individuelle Bedürfnisse bzw. deren (Nicht-)Befriedigung sind wichtig.

Stufe 4: *Prägung*

Durch gemeinsam erlernte und sich wiederholende Verhaltensweisen entstehen Rituale, die den Menschen Sicherheit geben. Sicherheitsgebende Rituale und individuelle Eigenarten stehen im Vordergrund der Pflege.

Stufe 5: *Höhere Antriebe*

In dieser Stufe wird der Pflegebedürftige von seinen Trieben gesteuert, sowohl von den leiblichen, wie Durst oder Müdigkeit, als auch von den seelischen Trieben wie Pflichterfüllung oder Macht. Triebe, Tagträume und Phantasien sind Antriebskräfte des Betroffenen.

Stufe 6: *Intuition*

Hier geht Böhm davon aus, dass der Mensch sich bereits in der mittleren Stufe der Demenz befindet. Für ihn entspricht das der Stufe eines Kleinkindes, wo Märchen, Bilder und Glauben eine große Rolle spielen. Stufe des Säuglings zum Kleinkind; Märchen, Aberglaube, religiöse Bilder spielen eine wichtige Rolle.

Stufe 7: *Urkommunikation*

In dieser Stufe funktioniert die Kontaktaufnahme zu den Pflegebedürftigen vor allem nonverbal und mit Körperkontakt. Die emotionale Erreichbarkeit gestaltet sich laut Böhm wie die bei einem Säugling Stufe des Säuglings; emotionale Erreichbarkeit und körperliche Möglichkeiten sind auf die Stufe des Säuglings abzustimmen. (Böhm, 2004, S. 180ff).

Um die Menschen in der jeweiligen Stufe richtig zu verstehen und zu pflegen, ist daher die Biographie für Böhm in diesem Modell die Grundlage aller Handlungen. Daraus wird die Interaktionsstufe bestimmt, auf der sich der zu Pflegende befindet. Durch das Sprechen über die Biographie werden emotionale Resonanzen ausgelöst, die die Pflegenden benutzen, um zu interpretieren, was der Mensch benötigt. Anhand der ermittelten Interaktionsstufen werden die pflegerischen Impulse ausgewählt, um weitere Regressionen zu vermeiden. Bei leichten Verhaltensstörungen setzt er auf das Trainingsmodell des Lernens und die Gerontopsychotherapie, sowie die Verhaltensanalyse. In den weiteren Erreichbarkeitsstufen setzt er unter anderem auf die Milieutherapie, klassische Konditionierung, positive Verstärkung und realitätsorientiertes Training (Stufe 3 bis 5). Bei schweren Verhaltensstörungen, die sich in den Erreichbarkeitsstufen 6 und 7 zeigen setzt er erneut auf Milieutherapie, verhaltenstherapeutische Interventionen und Urkommunikation. Böhm nennt die Pflegeinterventionen Impulse. Er begründet das in seinem Arbeitsbuch mit der Reversibilitätstheorie seines Modells und mit der thymopsychischen Biografie, die er als Grundlage für die Auswahl eines Impulses sieht. Er will die Selbständigkeit der Patienten fördern, sagt aber, dass die Pflegenden die Reize dafür installieren müssen (Böhm, 2002, s.165ff). Die Auswahl der Reize, die angemessen sind, werden entweder aus der singulären Biografie heraus gewählt oder aus der kausalen Literatur für Gerontologie bezogen (Böhm 2002, S. 173). Die Umsetzung des Konzeptes stellt hohe Anforderungen an die Pflegeperson (u. a. Reflexionsfähigkeit, soziale Kompetenz) und an die Einrichtung (räumliche Voraussetzungen).

2.1.2 Gezeitenmodell nach Phil Barker

Das zweite von der Verfasserin ausgewählte Modell ist das Gezeitenmodell nach Phil Barker. Phil Barker ist Krankenpfleger, Psychotherapeut und einer von Großbritanniens ersten Lehrstuhlinhabern für psychiatrische Pflege. Er entwickelte zwischen1995 und 1998 mit seinem Kollegen Chris Stevenson das Gezeitenmodell (Barker, Buchanan-Barker, Zuaboni, Burr, & Schulz 2013, S.153). Die erste Publikation erfolgte dann 2001. Das Gezeitenmodell ist ein Modell, welches nicht auf ein bestimmtes Setting oder eine konkrete Lebensphase zugeschnitten ist. Barker begründet das, indem er darauf verweist, dass in jedem Setting der Zweck der Pflege aus seiner Sicht derselbe bleibt, nämlich Probleme zu identifizieren, die die Quelle des Leidens darstellen und diese gemeinsam mit professionellen Helfern, Familie und Freunden zu entdecken, und der Person zu helfen, sich damit zu arrangieren bzw. die Probleme zu beseitigen (Barker et al., 2013, S.32). Mit der beschriebenen Herangehensweise in diesem Modell leitet Barker einen Paradigmenwechsel ein – während in traditionellen

Assessments die Pflegepersonen als Experten gelten, wird bei Barker die gepflegte Person zum Experten seiner Probleme und Bedürfnisse (Barker et al., 2013, S.16, S.24, S.100).

Barker stellt den Recovery Gedanken in seinem Modell in den Focus, welcher mittlerweile zu einem Schlüsselbegriff in der sozialen Psychiatrie geworden ist. Recovery addiert zu der üblichen Haltung in der Pflege den Blickwinkel der Genesung. Barker baut dabei auf die Selbstbefähigung der Patienten, ihr Empowerment.

Empowerment bedeutet die Rückgewinnung vom Einfluss der Menschen auf ihr eigenes Leben, ihre Stärke die Machtlosigkeit gegenüber ihrer Krankheit zu überwinden und durch diese Emanzipation ihr Leben wieder in die Hand zu nehmen. (Knuf, 2016, S.10) Damit wird jeder Mensch befähigt eigene Ideen zur Genesung zu entwickeln und die professionelle Pflege soll dazu ihren Beitrag leisten und den Patienten darin unterstützen. Das zentrale Element des Recoveryansatzes ist die Aufhebung einer dichotomisierten Wahrnehmung von Gesundheit und Krankheit. Kein Mensch ist nur gesund oder krank, die Realität zeichnet ein differenzierteres Bild (Knuf, 2016, S.15). Barker hat das Gezeitenmodell für Menschen mit psychiatrischen Erkrankungen entwickelt, es ist aber auch ein Modell welches für Menschen mit somatischen Erkrankungen und den damit einhergehenden Krisen oder in anderen Bereichen der Gesundheitsversorgung anwendbar ist (Barker et al., 2013, S.21). Barker spricht in seinem Modell nicht von Patienten sondern von Personen oder Menschen.

Die Werte des Gezeitenmodells können in den Zehn Verpflichtungen zusammengefasst werden:

1. *Wertschätzen der persönlichen Stimme* - die Geschichte der Person ist vorrangig, bezogen auf das Erleben des Leidens und der damit zusammenhängenden Probleme, sowie die Hoffnung auf deren Lösung.
2. *Respektieren der Sprache* - den Menschen erlauben, ihre eigene Sprache zu benutzen.
3. *Zum Lehrling werden* – der hilfebedürftige Mensch ist Experte seiner Geschichte und der Pflegende lernt von ihm was getan werden muss.
4. *Die verfügbaren Mittel und Wege nutzen* – der Pflegende hilft der Person wahrzunehmen, wie Recovery aufgebaut werden kann.
5. *Den nächsten Schritt gestalten* – Pflegende und Person decken gemeinsam auf welche Macht Veränderung hat und beraten was jetzt getan werden muss um das angestrebte Ziel zu erreichen.
6. *Zeit schenken* – die gemeinsam verbrachte Zeit ist der Grundstein für den Wandlungsprozess.
7. *Ehrliche Neugier entwickeln* - Pflegende müssen echtes Interesse an der Geschichte der *Person entwickeln, um besser verstehen zu können.*

8. *Kontinuierliche Veränderung* – das Grundprinzip des Gezeitenmodells basiert auf kontinuierlichem Wandel. Die Pflegenden helfen dem Menschen diesen Wandel zu entdecken und zu beeinflussen, damit er auf den Weg der Genesung zurückfindet.

9. *Enthüllen von persönlichen Lebensweisheiten* - der Pflegende und die Person erarbeiten zusammen einen Vorrat an Lebensweisheiten, indem die persönliche Geschichte geschrieben wird, um persönliche Stärken und Schwächen zu identifizieren und eine Wertschätzung für die Person zu entwickeln.

10. *Transparent sein* - Zeit ist die Hebamme der Veränderung. Die Frage, die gestellt werden sollte, lautet: "Wie nutzen wir diese Zeit?" (Barker et al., 2013, S. 49ff).

Im Gezeitenmodell ist die Dimension, der Ort, an dem eine Person lebt, in drei Bereiche unterteilt, das *Selbst*, die *Welt* und die *Anderen*.

Im *Selbst* erlebt die Person Gefühle, Überzeugungen, Ideen. Dieser Teil der Person ist sehr privat und dort ist ein Schwerpunkt der Pflegenden, die Person in ihren Gefühlen zu bestärken, sich sicher zu fühlen, eine Brücke in die Welt der anderen Menschen zu schlagen.

Die *Welt* ist der Teil der Person, wo die Erfahrungen aus dem Selbst mit anderen Menschen geteilt werden. In dem Moment, wo eine Person ihre Gefühle oder Überzeugungen mit anderen bespricht, begibt sie sich in die *Welt*. Hier setzen die Pflegenden an, um im Alltag Lebensprobleme zu ermitteln und zu lösen.

Das *Andere* ist der Bereich der Person, in dem sie interagiert, arbeitet, beeinflusst wird und andere beeinflussen kann. Die Pflegenden unterstützen die Person in diesem Bereich durch die professionelle Arbeit zum Beispiel in Gruppen, durch die Vermittlung von sozialer Unterstützung, die genommen aber auch gegeben werden kann (Barker et al., 2013, S.63ff).

Die professionelle Pflege im Gezeitenmodell ist interaktiv und auf Entwicklung bezogen. Das Leiden der Person ist nur ihr selbst bekannt und kommt ggf. in störendem Verhalten an die Öffentlichkeit. Die Pflegenden richten ihr Augenmerk darauf, wie die Person Krankheit oder Gesundheit erlebt und verarbeitet. Die Pflegenden stehen mit den Personen in einer Beziehung, die es ermöglichen soll, Zugang zu diesen sehr privaten Ereignissen zu finden, mit dem Bestreben Lösungen zu finden.

2.2 Generationen

In diesem Kapitel werden die theoretischen Hintergründe zu dem Begriff Generation dargelegt. Der Begriff wird von verschiedenen Seiten aus betrachtet und leitet über zu der Definition und Betrachtungsweise von Generationen, die zur Beantwortung der Fragestellung geeignet scheint.

Das größte deutsche Markforschungsinstitut GFK[3] beschreibt eine Generation als eine Anzahl von Menschen eines bestimmten Lebensalters. Sie haben die Gemeinsamkeit, in einem bestimmten zeitlichen Korridor von Jahren zur Welt gekommen zu sein. Bei einer willkürlichen und engen Abgrenzung der Geburtsjahrgänge, spricht man eher von Geburtskohorten. Zu einer Generation werden sie erst, wenn die Geburtsjahrgänge einen größeren Zeitraum umfassen (Generationslagerung) und für die Geburtsjahrgänge etwas gemeinsam Prägendes angenommen werden kann (Generationszusammenhang) (Kecskes, 2012, S.5).

2.2.1 Generationenkonzepte

Es ist schwer den Begriff Generationen in all seinen Dimensionen zu erfassen.

In einer aktuellen Abhandlung über Generationen führt Becker (2008, S.217f) aus dass das Wort „Generation" im Alltag meist ohne weiteres begriffen wird. Der Kontext, in dem es gebraucht wird, verdeutlicht das Wort ausreichend. In wissenschaftlichen Veröffentlichungen wird dem Wort oft Undeutlichkeit vorgeworfen. Er behauptet, dass dieses „Generationenparadoxon" bei differenzierter Benutzung der Begriffe verschwindet.

Was verbirgt sich hinter dem Begriff Generation? In einem grundlegenden Werk zu Generationenbeziehungen in Familie und Gesellschaft schlagen Lüscher und Liegle (2003, S.59f) ein Raster von vier Basisdefinitionen vor:

Basisdefinition 1: Das Konzept der Generation charakterisiert kollektive oder individuelle

Akteure hinsichtlich ihrer sozialzeitlichen Positionierung in einer Gesellschaft, einem

Staat, einer sozialen Organisation oder einer Familie und schreibt ihnen eine

spezifische Identität (Generationenidentität) zu.

Basisdefinition 2: Das Konzept der Generationendifferenz beinhaltet, sich von Angehörigen anderer Generationen in Bezug auf prägende Erfahrungen in Fühlen, Denken, Wissen und Handeln zu unterscheiden.

---

[3] GfK-Nürnberg, Gesellschaft für Konsum-, Markt- und Absatzforschung e.V.

Basisdefinition 3: Das Konzept der Generationenbeziehungen bezeichnet wechselseitige Prozesse der Orientierung, der Beeinflussung, des Austauschs und des Lernens zwischen den Angehörigen von zwei und mehr Generationen (intergenerationelle Beziehung) oder auch innerhalb einer Generation (intragenerationelle Beziehung).

Basisdefinition 4: Das Konzept der Generationenordnung bezeichnet die Gesamtheit der bestehenden Regelungen für Bräuche, Sitte und Recht, die in einer Gesellschaft und in ihren Teilbereichen die Logik der Generationenbeziehungen umschreiben

„Das parallele Erleben von Geschichte, die als vergleichbar empfundene biografische Erfahrungsschichtung sowie die Phantasie, einen gemeinsamen (zeitlichen) Ursprung zu haben – solche Zusammenhänge sind für das Verstehen generationeller Vergemeinschaftungen von grundlegender Bedeutung" (Jureit, 2010, S.2). Mannheim hat bereits 1928 in seiner Abhandlung über Generationen die *Generationenlagerung* beschrieben, die er im konkreten räumlich-zeitgeschichtlichen Lebensraum ansiedelt. Darin sieht er den *Generationszusammenhang* derjenigen annähernd Gleichaltrigen, die durch einen gemeinsamen Horizont verbunden sind. So kristallisieren sich nach Mannheim *Generationseinheiten* heraus, die Erlebnisgemeinschaften bilden, die sich historisch, politisch, kulturell, sozusagen als kollektive Akteure bemerkbar machen. (Mannheim, 2017, S.91ff)

Der Begriff der Generation kann also in biologischem Sinne betrachtet werden, als Geburtenfolge in einer Familie von Kindern zu Eltern, zu Großeltern. Eine weitere Deutung ist die pädagogische, sie bezeichnet wechselseitige Prozesse der Orientierung, der Beeinflussung, des Austauschs und des Lernens zwischen den Angehörigen von Generationen und innerhalb einer Generation, eine zusätzliche Deutung ist die abgrenzende Generationendifferenz. Die für diese Arbeit relevante Betrachtung des Begriffes Generation ist jedoch eine soziologische im Sinne Karl Mannheims. Diese beschreibt eine Menschenkohorte einer gleichen Altersstufe mit ähnlichen Erlebnissen und Lebensauffassungen, die ebenfalls im historischen Kontext betrachtet wird.

2.2.2 Generationenüberblick

Die einführend gestellte Frage, was eine Generation sei, kann mit weiteren Ermittlungen veranschaulicht werden:

„ ´Wie versteht *sich* eine Generation als eine solche?´, ´Warum kann sie sich so verstehen?´, ´Wie können *wir* eine Generation als eine solche verstehen?´, ... bemisst sich an unterschiedlichen Befunden und Kriterien in diesen Erklärungs- und Verwendungszusammenhängen" (Hermann, 2006, S.26).

Oertel (2014, S.29) führt das präziser aus, indem sie erklärt, dass ein Großteil der Bevölkerung bestimmte Lebensphasen in einer bestimmten Reihenfolge durchläuft. Typischerweise werden diese Lebensphasen von eigenen Bedürfnissen charakterisiert und durch wichtige Ereignisse wie Schulstart oder Hochzeit eingeleitet. So werden mit diesen Erklärungsansätzen die Grundhaltungen der einzelnen Generationen und ihre speziellen Bedürfnisse typisiert. Dabei kann eine Typisierung die Besonderheiten des Individuums nicht vollständig erfassen. Die Prägung von Generationen erfolgt durch das gleichzeitige Erleben und Handeln in Kindheit und Jugend in ihrem sozio-kulturellen Umfeld. Bestimmend sind außerdem wichtige Ereignisse, die aus allen Bereichen der Gesellschaft stammen können, wie zum Beispiel aus Politik, Wirtschaft oder Kultur. Es muss genauer differenziert werden, was unter Verhaltensweisen, Fähigkeiten, Wertesystemen und Bedürfnissen zu verstehen ist. Differenziert werden von Oertel (S.29f) beispielsweise das Äußere, die Umgangsformen, die Art der Sprache, Vorlieben und Arbeitstugenden, sowie Wertesysteme und Erwartungen und Fähigkeiten bzw. Fertigkeiten.

Das macht es notwendig, sich die aktuell vorhandenen soziokulturellen beschriebenen Generationen näher anzusehen, diese miteinander zu vergleichen und daraus die besonderen Werte und Haltungen der für die Fragestellung der Arbeit thematisierten Generation X zu ermitteln. Der Vergleich der Generation X zu den angrenzenden anderen Generationen ist notwendig, um Veränderungen markanter herauszuarbeiten. Es sind daher folgende Generationen für einen Überblick von Interesse:

Prägende Erfahrungen / ...	Maturists (geboren vor 1945)	Baby Boomers (1945–1960)	Generation X (1961–1980)	Generation Y (1981–1995)	Generation Z (nach 1995 geboren)
Prägende Erfahrungen	Zweiter Weltkrieg, Rationierungen, Starr definierte Geschlechterrollen, Rock'n'Roll, Kernfamilie, Festgelegtes Frauenbild	Kalter Krieg, Wirtschaftswunder, Swinging Sixties, Mondlandung, Jugendkultur, Woodstock, Familienorientierung, Zeitalter der Teenager	Ende des Kalten Kriegs, Mauerfall, Reagan – Gorbatschow, Thatcherismus, Live Aid, Der erste PC, Anfänge mobile Technologie, Schlüsselkinder, Zunahme von Scheidungen	Terroranschläge 9/11, Playstation, Social Media, Invasion im Irak, Reality TV, Google Earth	Wirtschaftlicher Abschwung, Erderwärmung, Globalisierung, Mobile Devices, Energiekrise, Arabischer Frühling, Eigene Medienkanäle, Cloud Computing, Wikileaks
Anteil an arbeitender Bevölkerung in % (in UK)	3 %	33 %	35 %	29 %	Teilweise in befristeten Arbeitsverhältnissen oder in Ausbildung
Ziel	Eigenheim	Jobsicherheit	Work-Life-Balance	Freiheit und Flexibilität	Sicherheit und Stabilität
Haltung zu Technologie	Weitgehend uninteressiert	Erste IT-Erfahrungen	Digital Immigrants	Digital Natives	„Technoholics" abhängig von der IT, nur begrenzte Alternatwen
Haltung zu Karriere	Lebenslange Jobgarantie	Karriere im Unternehmen, wird von den Angestellten mitgestaltet	Karriere bezieht sich auf den Beruf, nicht mehr auf den Arbeitgeber	Digitale Unternehmer Arbeit „mit" Organisationen, nicht „für" Organisationen	Multitasking-Karriere Übergangsloser Wechsel zwischen Unternehmen und „Pop-up"-Business
Typisches Produkt	Auto	Fernseher	PC	Tablet / Smartphone	Google Glass, Nanocomputer, 3-D-Drucker, Fahrerlose Autos
Medien Kommunikation	Brief	Telefon	E-Mail und SMS	Text oder Social Media	Mobile oder in die Kleidung integrierte Kommunikationsmedien
Bevorzugte Kommunikation	Face-to-Face Meetings	Face-to-Face, zudem Telefon und E-Mail	Text Messaging oder E-Mail	Online und Mobile (SMS)	Facetime

INTERNET WORLD Business 22/14   Quelle: Futurebiz

Abbildung 1 Die Generationen, ihr Umfeld und ihre Vorlieben. Quelle: Futurebiz.

Die in der Abbildung von Futurebiz (2014) aufgeführten Generationen werden nun detaillierter aber nicht chronologisch beschrieben.

Die Generation X wird in einem eigenen nachfolgenden Kapitel vorgestellt, da sie ausführlicher und differenzierter betrachtet werden soll.

Die Nachkriegsgeneration oder Maturists oder Silver Worker (geboren ca. 1946-1955)

Sie befinden sich bereits im Rentenalter. Ihr Leben ist geprägt durch Fleiß, Sparsamkeit und Pflichtbewusstsein. Vernunft, Recht und Ordnung sind Leitlinien für ihr Leben. Das zeigte sich in ihrem Erwerbsleben durch hohe Loyalität zu ihrem Betrieb, in dem sie gründlich und fleißig waren. Sie haben vor allem das traditionelle Familienmodell bevorzugt, die Frauen dieser Generation schieden mit der Hochzeit in der Regel aus dem Arbeitsleben aus. Häufig blieben sie an ihrem Heimatort. Sie akzeptieren feste Hierarchien, zeigen Engagement und Aufopferung und stellen Pflicht vor Vergnügen. In ihrer Jugend und Prägephase wurden durch die sogenannten 68er zwar Veränderungen in der Gesellschaft angestoßen, trotzdem gelten sie als konfliktscheu und distanziert und wollen Stabilität und Sicherheit in ihrem Leben. Veränderungen stehen sie eher skeptisch gegenüber. Sie vertrauen auf herkömmliche Medien wie Handschriften und tun sich mit der neuen Technik schwer.

Die Babyboomer (geboren ca. 1955 – 1965)

Die Babyboomer sind gerade in ihrer Lebensmitte angekommen, stehen auch größtenteils noch im aktiven Arbeitsleben. Ihr Leben ist ausgerichtet auf materielle Sicherheit, sie sind diszipliniert, qualitätsbewusst und kennen die Konkurrenz zur eigenen Altersgruppe. Berufliche Unsicherheit und ein Gefühl, dass immer zu viele ihrer Generation da sind, waren prägende Lebensumstände. Dadurch dass sie so viele sind, sehen sie sich als Teil eines Ganzen, sie haben ihre Kommunikation auf Teams ausgerichtet, Sie sind im Gegensatz zu der vorhergehenden Generation nicht mehr distanziert sondern beziehungsorientiert und erwarten eine gemeinsame Kultur von ihrem Umfeld. Ihnen wird aber auch persönliche Erfüllung und eine starke Freizeitorientierung zugeschrieben. Die Friedens- und Umweltbewegung wurde von dieser Generation initiiert und führte zu großen Veränderungen in ihrem Leben. Auch die starke Rolle der Gewerkschaften ist ein Teil dieser Generation. Religiöse Werte nehmen ab und auch gesellschaftliche Normen. Dadurch wird ihnen von anderen Genrationen eine gewisse Überheblichkeit und Maßlosigkeit zugeschrieben. In der Nutzung von Medien sind sie auf Bücher und Leitfäden fokussiert und haben Nachholbedarf bei den neuen Techniken.

Die Generation Y oder Millenials oder Digital Natives (geboren ca. 1980-2000)

Die Generation Y wird häufig auch als Generation der Millennials oder als digital natives bezeichnet. Sie befinden sich am Anfang ihres Berufslebens und sind die erste Generation die nach der Wende in Deutschland aufwächst. Sie zeigen sie sich tolerant, zielorientiert und optimistisch. Sie sind selbstbewusst, umweltbewusst und partizipativ. Sie suchen Sinnstiftung, lehnen Hierarchien ab und erwarten sofortige Rückmeldung in Form von Lob. Dabei sind sie dankbar für Begleitung und flexibel in der Gestaltung ihrer Umwelt, Arbeit ist nicht die oberste

Priorität in ihrem Leben. Sie leben mit den angebotenen Techniken, sind in der Lage diese überall und multitaskingfähig einzusetzen.

Die Generation Z oder Generation Internet oder Generation App (geboren nach 1995)

Die jüngste Generation wird auch als Generation Internet oder Generation APP bezeichnet. Sie kennen das digitale Zeitalter seit ihrer Geburt, sie nutzen es auch umfangreich. Ihr häufigstes Kommunikationsmedium ist das Smartphone. Sie befinden sich gerade am Anfang ihres Berufslebens, also mitten in ihrer Prägephase. Ihr großer Pluspunkt ist die natürliche Nutzung aller digitalen Kommunikationsmedien, deshalb orientieren sie sich auch zum größten Teil in der digitalen Welt. Welche Auswirkungen das auf ihre Werte und Haltungen im Leben hat, kann jetzt noch nicht prognostiziert werden. (Eberhardt, 2016, S. 37-44)

2.2.3 Die Generation X

Es handelt sich um die Generation von Menschen die in den Jahren 1966 bis 1980 geboren wurden (Oertel, 2014, S.28, Eberhardt, 2016, S.40) Manche Literaturquellen sprechen auch von den Geburtsjahren 1965 bis 1975 (Duden 2017, S.485) oder 1965 bis 1979 (Mangelsdorf, 2016, S.13). Die Generation X hatte ihre Prägephase zwischen 1980 und 1995, die Zeit zwischen dem fünfzehnten und fünfundzwanzigstem Lebensjahr. Um die Generation X besser zu begreifen, ist es sinnvoll sie zwischen anderen Generationen einzuordnen. Während die Babyboomer aus dem Wirtschaftswunder heraus ihre ersten Erfahrungen mit dem Fernseher machen konnten, hat die Generation X den Aufstieg des PC erlebt, das Telefon wurde vom Handy abgelöst und man tauchte ein in die Welt der Emails und Textnachrichten, die sie effektiv und häufig nutzen. Die nachfolgenden Generationen haben dies längst hinter sich gelassen und leben mit Smartphones, Facebook und anderen sozialen Medien. Die Familienorientierung der Babyboomer ist in der Generation X verlorengegangen, Scheidungen wurden häufiger und es gab mehr Alleinerziehende. Das herkömmliche Familienbild wandelt sich, es ist für die Xer üblich sich neue soziale Familien zu suchen, entweder in der ersten Wohngemeinschaft oder nach der Scheidung in einer neuen Patchworkfamilie. Die Generation X ist gut ausgebildet, hat durch ein wirtschaftlich stabiles Elternhaus häufig Sprachkenntnisse und Auslandserfahrung. Das zeigt sich auch in ihrer flexiblen, international ausgerichteten Haltung, sie können sich im Gegensatz zur vorherigen Generation gut anpassen und sind technisch versiert. Ihre Familiengründung beginnt deutlich später als in den vorherigen Generationen. Das Thema Vereinbarkeit von Familie und Beruf beschäftigt sie stark, insbesondere unter dem Wegfall der traditionellen Hilfe durch die Großeltern haben sie Schwierigkeiten.

Die Generation X arbeitetet gern und hat den Ansporn und die Motivation im Berufsleben erfolgreich zu sein, sie müssen aber feststellen, dass Schlüsselpositionen im Beruf noch oft von den deutlich zahlreicheren Babyboomern besetzt sind und dass sie selbst noch immer so viele in ihrer Generation sind, dass sie hart für ihre Positionen im Beruf und für ihren Wohlstand kämpfen müssen um diesen zu erreichen. Das macht die Generation insgesamt sehr zielstrebig, professionell und effizient. Sie bringen sich erfinderisch in den Prozess ein, denken unternehmerisch, um sich zu behaupten. Zum Teil fühlen sie sich durch die Generation der Babyboomer erschlagen, da diese so zahlreich sind. Sie wollen Karriere machen, streben nach Wohlstand, aber auch nach Sicherheit. Dabei ähneln sie der Generation der Silver Worker.

Zu ihren prägenden Erfahrungen gehören die Tschernobyl Krise, das Platzen der New Economy Blase und steigende Arbeitslosigkeit und vor allem das Ende der deutschen Teilung. Damit ist diese Generation ganz im Sinne von Mannheims eine Generationenlagerung, eine gemeinsame Geburtenkohorte, aber die historisch erlebte Teilung Deutschlands macht einen differenzierten Blick auf den Generationszusammenhang nötig. Erst nach der Wende 1990 wird die Generation X in ihrer Prägephase zu einer Generationseinheit.

Die Generation X ist in Anbetracht der oben skizzierten gesellschaftlichen und wirtschaftlichen Situation aus guten Gründen verunsichert. Innerhalb der turbulenten Umbruchsituation in Deutschland sorgen sie sich um eine reale Ressourcenknappheit, um eine Staatsverschuldung, die Zweifel daran aufkommen lässt, wie lange die sozialen Sicherungssysteme in der Lage sein werden, allen gerecht zu werden, neue Perspektiven zu finden.

Sie halten nicht viel von Autoritäten, lassen sich nicht einschüchtern. Besonders wichtig sind ihnen Image und Qualität, sie genießen die Extras, die sie sich selbst erarbeiten. Sie sind bereits versiert in der Anwendung neuer interaktiver Medien. Von den anderen Generationen werden sie als konsumorientiert und nach dem Lustprinzip lebend eingeschätzt. Auch ihre eher unpolitische Haltung findet bei den älteren Generationen keinen großen Anklang.

2.2.4   Generation Golf

Die Generation Golf gehört von dem Zeitpunkt ihrer Geburtenjahrgänge in die Generation X. Nahezu jeder der Generation X hat in Westdeutschland in einem VW Golf Autofahren gelernt, oder hatte Eltern, die einen Golf fuhren. Der Golf war das Statussymbol dieser Zeit. Florian Ilies (2002) hat in einem Bestseller diese Generation Golf sehr authentisch beschrieben und diesen Namen geprägt, er selbst gehört auch dieser Generation an. Er beschreibt diese Generation als eine, die sich über Wiederaufbau keine Gedanken mehr machen musste. Auch Frauenrechte und freie Sexualität sind Themen, die bereits von den Babyboomern oder davor bearbeitet wurden. In seinem Buch zeichnet er ein Bild seiner Generation, die auf Äußerlichkeiten fixiert ist.

„ Das Problem der Generation Golf ist dabei natürlich, daß sie sich tatsächlich mehr Gedanken macht über die Anzüge der Politiker als über deren Taten, politisch also völlig indifferent ist." (Illies, 2002, S.121)

Auch noch zehn Jahre später wird die Namenszuschreibung dieser Generation und die von Illies transportierte Einstellung bestätigt: „Er beschreibt eine Generation bequemer Hedonisten, für die Mode und Marken politische Einstellung und den Wunsch nach Revolution ersetzt haben. Der Golf ist schick, neu und der kleinste gemeinsame automobile Nenner" (Maack, 2012, o.S.). In seinem Fortsetzungsroman Generation Golf Zwei bekräftigt Illies (2006, S.210) die vorherrschende Gefühlswelt der westdeutschen Generation X. Seinen Ausführungen zufolge sei das, was früher Protestkultur war, längst Mainstream geworden.

2.2.5 Die dritte Generation Ost

Die Dritte Generation Ost ist ebenfalls in dem gleichen Zeitraum geboren, wie die Generation X und die Generation Golf, allerdings im Ostteil Deutschlands.

Jureit (2010, S.2) erklärte schon, dass das parallele Erleben von Geschichte sei, die als vergleichbar empfundene biografische Erfahrungsschichtung sowie die Phantasie, einen gemeinsamen (zeitlichen) Ursprung zu haben – solche Zusammenhänge seien für das Verstehen generationeller Vergemeinschaftungen von grundlegender Bedeutung.

Wie verhält sich dieser Sachverhalt im Hinblick auf die Generation X die ihre Kindheit in der DDR verbracht hat? Bernd Lindner beschreibt diese Generation als eine Generation der Unberatenen, die sich erst in der Nachwendezeit entfaltete, die sich aus den Komponenten der DDR der 70er und 80er Jahre, dem Zusammenbruch im Herbst 1989 und ihrer Neufindung in der altbundessdeutschen Gesellschaft gebildet hat und dabei weitgehend allein gelassen worden ist.(Lindner, 2006, S.93.)

In ihrer Beschreibung der Potentiale der Dritten Generation Ostdeutschland bezieht sich Adriana Lettari auf den Psychoanalytiker Hans Joachim Maaz, der dieser Generation Ost eine erstaunliche Anpassungsfähigkeit als eine Form der Transformationsbewältigung zuschreibt. Eine gegensätzliche Haltung dazu ist in ihren Augen jedoch auch vorhanden, die rückwärtsgewandte ostalgische Verklärung verbunden mit der Kritik am wiedervereinten Deutschland (Hacker, Maiwald, Stemmler, Enders, Lettari, Pietzcker, Schober & Schulze, 2012, S.203).

Das Netzwerk „Dritte Generation Ost" vereint Menschen, die in den Jahren 1975 bis 1985 im Osten Deutschlands geboren wurden. Dieses Netzwerk ist für die Popularität des Namens dieser Generationenbezeichnung verantwortlich.

„In diesem Netzwerk wird versucht in Diskussionen das eigene, teilweise verlorene Ich zu finden, um die Zukunft zu gestalten. Verdrängung, Skepsis, Verklärung; Schwarzweißdenken, Verbitterung; Angst und Sprachlosigkeit kennzeichnet den Diskurs der dritten Generation Ost mit Ihren Eltern." (Rönicke & Herak, 2012, o.S.)

2.2.6 Generation X international

Douglas Coupland hat mit seinem Buch Generation X die Bezeichnung der Generation international populär gemacht. Seine Beschreibung aus dem Amerika der 80er Jahre zeigt mit Ironie die Realität und Wünsche der Generation X. Anhand der Geschichte von drei Teilnehmern dieser Generation platziert er in seiner Prosa Ansichten und Errungenschaften der Protagonisten, die den Zeitgeist der besagten Generation einfangen. Er platziert diese Statements neben dem eigentlichen Prosatext wie Werbeanzeigen und unterstreicht damit ihre Wirkung. Von ihm stammen Aussagen wie „Maßvolle Wirtschaft vermindert die Auswahl"(S. 113) und „Weniger ist auch eine Möglichkeit" (S.203) oder „Cult of Aloneness (Autonomiekult)" (S.98, eigene Übersetzung).

Michael Porsche hat in seinem Habilitationsvortrag über amerikanische Gegenwartsliteratur anhand einer von ihm vorgetragenen Studie von Geoffrey Holtz aus 2011 die Nachteile der amerikanischen Generation X aufgezeigt: Er beschreibt eine wachsende Benachteiligung von Familien mit ausgeprägter gesellschaftlicher Kinderfeindlichkeit zugunsten von Umweltbewusstsein und Besitzstandswahrung. (Porsche, 1997, S.13)

In einer Studie über ethische Determinanten der Generationen X und Y bestätigt David Boyd die Generation X als egozentrische scharfsinnige Pragmatiker (Boyd, 2010, S.465, eigene Übersetzung).

Da für die Fragestellung der Arbeit die deutsche Generation X im Focus steht, wird dieser internationale Exkurs nur der Vollständigkeit halber erwähnt.

3. Wissenschaftliche Zielsetzung und Fragestellung

Das Hauptanliegen dieser Arbeit ist es herauszufinden, wie aktuelle gerontopsychiatrische Pflegemodelle, die Charakteristika der sogenannten Generation X aufgreifen und würdigen. Dazu ist es nötig herauszufinden, wie die charakteristischen Merkmale dieser Generation in der Literatur oder von ihren Protagonisten beschrieben werden. Mit der Auswahl der beiden Pflegemodelle und dem Exzerpieren der Textquellen über Generationen und im speziellen über die Generation X lauten die Forschungsfragen dieser Arbeit:

Welches sind die Besonderheiten der Generation X?

Werden aktuell angewandte gerontopsychiatrische Pflegemodelle den spezifischen Aspekten dieser Generation gerecht?

Im Hinblick auf die Fragestellung spielten die folgenden Überlegungen eine zentrale Rolle: Berücksichtigt das ausgewählte Pflegemodell biografische oder generationenspezifische Prägungen?

Gibt es Hinweise zum Umgang mit kognitiven Einschränkungen in der Langzeitpflege im Hinblick auf die generationsspezifischen Attribute?

Welche Grundhaltung ist im Modell verankert und passt diese Philosophie zu den noch herauszuarbeitenden Charakteristika der Generation X?

Welche Haltung spiegelt sich im Modell zu Krankheit, Genesung oder Alter wieder und ist diese Haltung für die Generation X förderlich?

4. Methodik

In dieser Arbeit geht es der Verfasserin darum, die Charakteristika der Generation X anhand einer orientierenden Literaturrecherche näher zu beleuchten und zu beschreiben. Sie interessiert sich explizit für Aussagen in der Literatur über die Wertvorstellungen der Generation X, ihre Haltung und Charakteristika und deren Aussagen bzw. Haltung zu Pflege, so es diese gibt.

Um das Themengebiet einzugrenzen, hat sich die Verfasserin im Wesentlichen auf deutschsprachige Literatur konzentriert. Es geht ihr um die spezifischen Charakteristika der deutschen Generation X, die in Deutschland eine einzigartige Besonderheit aufweist:. Innerhalb der Prägezeit dieser Generation ist die Mauer gefallen und es ist eine Generation zusammengewürfelt worden, die ihre Kindheit in zwei verschiedenen deutschen Staaten erlebt hat, jtzt aber in einem vereinigten Deutschland zusammenlebt.

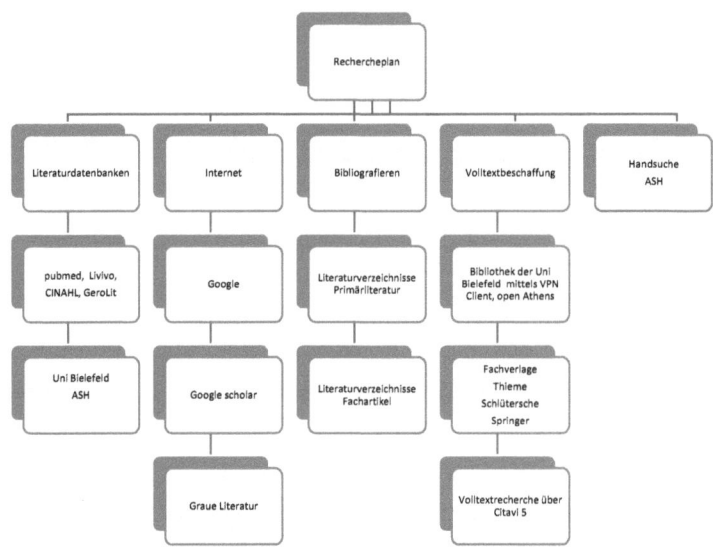

Abbildung 2 Rechercheplan der orientierenden Literaturrecherche

Die orientierende Literaturrecherche wurde nach einem strukturierten Plan durchgeführt und anschließend in Suchprotokollen dokumentiert (Abb1).

Bei der Nutzung der Suchmaschinen war die Nutzung von Boole'schen Operatoren obligat. Suchmaschinen setzen in Anfragen zwischen mehreren Suchbegriffen im Allgemeinen ein logisches AND. Dies bewirkt, dass alle der angegebenen Begriffe gefunden werden müssen. Reicht es jedoch, dass nur einer der Suchbegriffe gefunden wird, kann zwischen den Begriffen ein Logisches OR gesetzt werden. Begriffe, die ausgeschlossen werden sollen, müssen mit einem logischen NOT versehen werden. (Brandenburg, Panfil & Mayer, S. 59f)

Als erstes wurden zunächst die wesentlichen Literaturdatenbanken für den Pflegebereich durchsucht. Als deutlich wurde, dass zu diesem Thema wenig Relevantes zu finden war, wurde die Suche im Internet erweitert. Zusätzlich wurde in pflegerelevanten Fachverlagen nach Literatur gesucht. Aus unveröffentlichten Dissertationen wurden die Literaturquellen gesichtet um an weitere relevante Literatur zu gelangen. Um spezifische Literatur zur Dritten Generation Ost zu finden, wurde per Hand in der soziologischen, pädagogischen und politologischen Abteilung der Alice Salomon Hochschule gesucht.

Zur Übersicht werden die Suchwörter und ihre Treffer der verschiedenen Datenbanken in den folgenden Tabellen 1-8 dargestellt:

Tabelle 1 Suchprozess Pubmed Datenbank

	Pubmed Datenbank	Limitierung	Treffer
1	Generation X	keine	26135
2	Generation X AND Pflege	keine	1
3	Generation X AND Caring	keine	46
4	Generation X AND Ost	keine	4
5	Dritte Generation Ost	keine	keine
6	Generationenforschung	keine	

Tabelle 2 Suchprozess LIVIVO Datenbank

	LIVIVO Datenbank	Limitierung	Treffer
1	Generation X	keine	27687
2	Generation X	deutsch	159
3	Generation X AND Pflege	deutsch	7
4	Generation X AND Caring	keine	516
5	Generation X AND Caring NOT animals	Deutsch	8
3	Generation X AND Werte	deutsch	56
4	Generation X AND Haltung	deutsch	1
5	Generation X AND Einstellungen	deutsch	6
6	Generation X AND Generationenforschung	deutsch	1
7	Generationenforschung	deutsch	302

Tabelle 3 Suchprozess CINAHL Datenbank

	CINAHL Datenbank	Limitierung	Treffer
1	Generation X	keine	25
2	Generation X AND Pflege	keine	Keine
3	Generation X AND Caring	keine	keine

Tabelle 4 GeroLit Datenbank

	GeroLit Datenbank	Limitierung	Treffer
1	Generation X	keine	135
2	Generation X AND Pflege	keine	59
3	Generation X AND Pflege AND Haltung	keine	9
4	Generation X AND Pflege AND Werte	keine	19

Tabelle 5 Google Internetsuche

	Google Internetsuche	Limitierung	Treffer
1	Generation X	deutsch, englisch	ca. 237000000
2	Generation X AND Alter	deutsch, englisch	ca. 4840000
2	Generation X AND Pflege	deutsch, englisch	ca. 94000
3	Generation X NOT Generation Y AND Merkmale	deutsch, englisch	ca. 12900000

4	Generation X NOT Generation Y AND Haltung	deutsch, englisch	ca. 31000
5	Generation X AND Pflege AND Haltung AND Werte	Deutsch, englisch	ca. 21800
6	Generation X AND Dritte Generation Ost	deutsch	ca. 909000
7	Dritte Generation Ost	deutsch	ca. 222000
8	Generationenforschung	Deutsch	

Tabelle 6 Google Scholar Internetsuche

	Google scholar Internetsuche	Limitierung	Treffer
1	Generation X	deutsch ab 2014	ca. 1430000
2	Generation X NOT Generation Y	deutsch ab 2014	ca. 1230000
3	Generation X AND Pflege	deutsch ab 2014	9270
4	Generation X AND Pflege AND Haltung	deutsch ab 2014	4690
5	Generation X NOT Generation Y AND Haltung	deutsch ab 2014	2420
6	Generation X NOT Generation Y AND Werte	deutsch ab 2014	3230
7	Generation X AND Dritte Generation Ost	deutsch ab 2014	4710
8	Generationenforschung		196
	Generationenforschung AND Generation X		78
	Generationenforschung AND Dritte Generation Ost		7680

Tabelle 7 Suchprozess Universität Bielefeld

	Universität Bielefeld online Recherche Katalog *plus*	Limitierung	Treffer
1	Generation X	deutsch	91
2	Generation X AND Pflege	deutsch	53
3	Generation X AND Charakteristika	deutsch	69
4	Generation X AND Werte	deutsch	946
5	Generation X AND Haltung	deutsch	51
6	Generation X AND Einstellungen	deutsch	80
7	Generation X AND Generationenforschung	deutsch	5
8	Dritte Generation Ost	deutsch	47
9	Generation X AND Dritte Generation Ost	deutsch	2493

Tabelle 8 Suchprozess Alice Salomon Hochschule

	Alice Salomon Hochschule online Recherche opac	Limitierung	Treffer
1	Generation X	keine	2
3	Generation X AND Pflege	keine	keine
4	Generation X AND Charakteristika	keine	keine
5	Generation X AND Haltung	Keine	keine
6	Generation X AND Werte	keine	keine
7	Dritte Generation Ost	keine	3
8	Generationenforschung	keine	3
	Generationenforschung AND Generation X	keine	keine
	Generationenforschung AND Dritte Generation Ost	keine	keine

Nach Sichtung der Treffer wurden Texte aus der Biologie, Zellteilung, Radiologie und IT Branche ausgeschlossen. Ebenfalls ausgeschlossen wurden Dopplungen. Mit Hilfe des Computerprogrammes Citavi Picker wurden danach alle relevant erscheinenden Treffer in das Literaturverwaltungsprogramm Citavi überführt und einzeln gesichtet. Nach Sichtung der Abstracts und Inhaltsverzeichnisse wurden weitere Texte aussortiert, welche zwar das Thema Generationen streiften, aber nicht zu Beantwortung der Fragestellung der Arbeit dienten. Mit Hilfe von Citavi wurde anschließend eine Volltextrecherche innerhalb des Programms für alle gefundenen Literaturquellen durchgeführt. Texte, die so nicht ermittelt werden konnten, wurden mit Hilfe des VPN Clienten in der Universitätsbibliothek Bielefeld gesucht oder über den open Athens Zugang der Fachhochschule der Diakonie. Einige Bücher wurden erworben.

Nach Begutachtung und exzerpieren der Texte wurden zwei Tabellen erstellt, die die gefundenen Besonderheiten der Generation x in wörtlichen Zitaten auflisteten. Dabei wurden die Fremdbeschreibungen von den Selbstbeschreibungen getrennt. Von beiden Tabellen wurden aus den Zitaten erneut Kernattribute aus den gesammelten Zitaten in der Tabelle gebildet. Aus beiden Tabellen wurden dann die Kernattribute zusammengefasst und addiert. Es entstand eine Rangfolge von Attributen. Die auf diese Weise ermittelten Eigenschaften sind nicht repräsentativ. Dennoch konnte anhand des dargestellten Diagramms eine Tendenz abgelesen werden. Die zahlenmäßig am häufigsten erschienenen Eigenschaften beider Tabellen wurden von der Verfasserin als diejenigen angenommen, die für die Generation X bedeutsam sind.

5. Charakteristika der Generation X

Viele der Literaturquellen beschäftigen sich mit der Generation X im Arbeitsleben. Da die Generation X zum jetzigen Zeitpunkt zwischen 40 und 50 Jahren alt ist, ist das naheliegend. Dennoch ist es notwendig, nicht nur die Sichtweise der Manager auf diese Generation zu sehen, sondern vor allem zu hören, was die Generation selbst über sich sagt. Deshalb war es der Verfasserin wichtig, eine narrative, qualitative Komponente zu ergänzen. Mit Hilfe von Zitaten aus Büchern, Belletristik und aus grauer Literatur wurden generationsspezifische Selbstzuschreibungen der Generation X aus Ost und West zusammengestellt und in einer weiteren Tabelle erfasst, um das Bild der Generation X in Deutschland abzurunden.

5.1 Generationsspezifische Fremdzuschreibungen

Tabelle 9 Generationenspezifische Fremdzuschreibungen

Generationsspezifische Fremdzuschreibungen in Zitaten	Quellen	Kernattribute
„„Streben nach Wohlstand, Karriere und Sicherheit, pragmatisch, flexibel, strukturbedürftig"	(Eberhardt, 2016 S.46)	erfolgsorientiert, pragmatisch, flexibel, strukturbedürftig, sicherheitsbedürftig
„Workaholic"	(Eberhardt, 2016, S.125)	fleissig
„Angehörige der Generation X sind unabhängig, stellen Autorität in Frage, sind offen für Neues, sind technisch versiert und ....."	(Eberhardt, 2016 S.176)	autonom, skeptisch gegenüber Institutionen, flexibel, technisch versiert
„Angehörige der Generation X gelten als gut vorbereitet und wirken pragmatisch."	(Eberhardt, 2016, S.177)	fleissig, pragmatisch
„Größte Bedeutung für Vertreter der Generation X hatten Arbeitszeitflexibilität, um Familie und Beruf zu vereinbaren, aber auch, um außerberuflichen Interessen angemessen nachgehen zu können. Zentrale Rolle spielten zudem Leistungsorientierung, Entlohnung vertikale und horizontale Entwicklungsmöglichkeiten sowie Beratung durch den Personalbereich."	(Klaffke, 2014, S.18)	flexibel, hedonistisch, erfolgsorientiert, materiell
„Unabhängigkeit und Selbstständigkeit statt Respekt vor Autorität waren daher logische Konsequenzen einer typischen Generation-X-Kindheit; Versprechungen von Wirtschaft, Politik und Führungsorganen wurden nur sehr skeptisch aufgenommen"	(Mangelsdorf, 2017, S.16f)	autonom, skeptisch gegenüber Institutionen,
„Sich nur im Gegenzug für Belohnung anzustrengen, entsprach dem desillusionierten Xer-Weltbild."	(Mangelsdorf, 2017, S.17)	materiell, desillusioniert
„Autonomie, Erfolg, Flexibilität, Gegenleistung, Individualismus, Kompetenz, Produktivität, Professionalität , Vielfalt, Zielorientierung"	(Mangelsdorf, 2017, S.22)	autonom, erfolgsorientiert, flexibel, egoistisch, fleissig,

		professionell, flexibel, pragmatisch
„Zuspruch in Form von positivem Feedback oder persönlicher Wertschätzung ist ihnen fremd….Gleichzeitig bedeutet das , dass Xer nicht unbedingt von sich aus auf die Idee kommen, anderen gegenüber viel Wertschätzung und Anerkennung zum Ausdruck zu bringen."	(Mangelsdorf, 2017, S. 131)	distanziert, professionell
„Sie erleben eher eine schleichende Erosion des bislang Selbstverständlichen , eine Überformung ihres Alltags nach westlichem Muster, eine Abwertung alles `DDR-Typischen`, einen Verlust von Sicherheit in ihrer biografischen Zukunft und natürlich auch neue Freiheiten und Möglichkeiten der Lebensführung, die das DDR-System ihnen vorenthielt:"	(Vollbrecht, 1993, S.101)	unsicher, flexibel autonom
„Doppeldeutiges und Doppelzüngiges mögen sie nicht."	(Billerbeck v., 1999, S.9)	geradlinig
„Den Xern fällt es entsprechend leicht neue Technologien anzunehmen und sich darin einzuarbeiten. Der diesbezüglich laufende Wandel ist ihnen auch nach ihrer Prägephase ein ständiger Begleiter geblieben."	(Oertel, 2014, S.46)	technisch versiert, flexibel
„Das Vertrauen, aus eigener Kraft etwas erreichen zu können, war insbesondere im Westen hoch."	(Oertel, 2014, S.46)	selbstbewusst
„Angehörige der Altersgruppe der Generation X werden nach Oertel (2007) als kreativ, tolerant, leistungsorientiert, belastbar, selbstsicher, freundlich, rational, hilfsbereit und als Teamplayer beschrieben."	(Oertel, 2014, S.49)	Kreativ, tolerant, erfolgsorientiert, fleissig, selbstbewusst, pragmatisch, sozial
Die Ostdeutschen, erprobt in Krisen und Umbrüchen, sind in unsicheren Zeiten zu einer Avantgarde geworden. Ein Ostdeutscher ist inzwischen Bundespräsident, eine Ostdeutsche ist Bundeskanzlerin, die Ossis haben die Republik erobert. Die Dritte Generation, das sind Ostdeutsche, die	(Machowecz, 2014, S.2)	flexibel, selbstbewusst

selbstbewusst rufen: Hier komm ich her!		
Diese ist offenbar in drei Teile zerfallen, die man nicht mehr einfach zusammenfügen kann. Es gibt die Aufarbeiter. Es gibt die ratlosen Revoluzzer. Und es gibt die, denen es schon immer vor allem um ihr Ego ging.	(Machowecz, 2014, S.3)	Pragmatisch, egoistisch unsicher
„Im vereinten Deutschland fielen ihre arbeits-, rat- und orientierungslosen Eltern als Autoritäten aus. Die Wendekinder waren auf sich selbst gestellt, ..."	(Pilz, 2013, o.S)	autonom
„Sie bietet sich an als krisenresistente Krisenmanager, weil sie bereits als Kinder Krisen meistern mussten. Geld mussten die Wendekinder sich von klein auf selbst verdienen. Sie bescheinigen sich eine unschlagbare Zukunftskompetenz."	(Pilz, 2013 o.S)	Pragmatisch, erfolgsorientiert, selbstbewusst

5.2 Generationsspezifische Selbstzuschreibungen

Tabelle 10 Generationenspezifische Selbstzuschreibungen

Generationsspezifische Selbstzuschreibungen in Zitaten	Quellen	Kernattribute
„Es ist wohl eine Osteigenart, die Regelstudienzeiten einzuhalten. Die Oststudenten sind viel zielgerichteter."	(Billerbeck v., 1999, S.19)	pragmatisch, erfolgsorientiert
„Die haben oft keinen Bock, und das Selbstbewußtsein fehlt ihnen auch."	(Billerbeck v., 1999, S.33)	unsicher
„Improvisieren hat man ja in der DDR gelernt."	(Billerbeck v., 1999, S.46)	flexibel
„Ich bin gern auf der sicheren Seite"	(Billerbeck v., 1999, S.73)	sicherheitsbedürftig
„ Der Ossi muß Leistung bringen."	(Billerbeck v., 1999, S.94)	erfolgsorientiert, pragmatisch
„Macht den Mund auf und sagt, was euch nicht paßt. Dazu wurden wir erzogen."	(Billerbeck v.,1999, S.95)	autonom, selbstbewusst
„Politik hat in unserer Familie immer eine große Rolle gespielt,	(Billerbeck v., 1999 S. 123)	kritisch

schon deshalb, weil die andere Hälfte der Verwandtschaft im Westen lebte."		
„ ....., denn ich finde in der Generation meiner Eltern viel Frustration und den Verdacht, die Wörter im Mund herumgedreht zu bekommen."	(Enders, Schulze & Ely, 2016, S.67)	geradlinig
„die Küche ist für die Generation Golf ohnehin ein Ort, in dem es sich lohnt, sinnenfreudige Lebenszeit zu verbringen. Ein Ort, an den man gerne hingeht, wie Gerhard Schröder sagen würde."	(Illies, 2002, S.118)	hedonistisch
„Wir glauben, daß Gesellschaft funktioniert, ohne daß man dafür etwas tun muß, so als hätte man einen ewigen Dauerauftrag aufgegeben."	(Illies, 2002, S.191)	egoistisch, distanziert
„Ins Bad geht man nicht mehr zum Vergnügen. Für die Generation Golf - .....- ist Körperpflege Teil der Arbeitszeit geworden."	(Illies, 2002, S.119)	pragmatisch
„Als wir in die Schule kamen, war die Revolution gelaufen und die große Party vorbei. Und als wir von der schule abgingen, waren alle guten Jobs vergeben. Wir hatte wieder das Gefühl, dass es bergab ging- dass wir irgendwie zur falschen Zeit lebten."	(Quarch & König, 2013, S.9)	desillusioniert
„Wir sind nicht so die Familienmenschen. ... Die Alten-WG ist unsere kollektive Sehnsucht."	(Quarch & König, 2013, S.49)	autonom
„Unser sozialer Sinn ist einfach nur anders- weniger politisch, weniger ideologisch."	(Quarch & König, 2013, S.61)	pragmatisch
„Alle um uns herum waren unsicher, vor allem die Eltern, in deren Leben sich alles änderte. Unsere Generation musste alles neu denken."	(Lettari, 2016, S.V)	unsicher, flexibel
„Nein wir träumen von der Alten-Clique, bei der jeder ganz er selbst sein und ohne formelle Mitgliedshaft dazugehören kann."	(Quarch & König, 2013, S.67)	autonom pragmatisch
„Ach wir wollen so vieles: Highspeed- Internetanschluss mit strahlenarmen Sendemasten, Gemüse aus dem Biolandbau, das von gourmettauglichen Köchen in komfortablen Küchen verarbeitet wird."	(Quarch & König, 2013, S.248)	umweltbewusst, hedonistisch materiell

„Als Erklärungsansatz nehmen wir an, dass es sich um eine Kombination der Konservierung von DDR-typischen Verhaltensmustern (…) und der Distanz gegenüber den neuen sozialen Institutionen handelt."	(Casses, Luy & Scholz, 2009, S.287)	skeptisch gegenüber Institutionen, traditionell

5.3 Zusammenfassung der generationsspezifischen Attribute

Nach Sammlung der Originalzitate im Bereich der Fremd- und Selbstbeschreibung wurden den Zitaten Kernattribute von der Verfasserin zugeordnet. Diese Kernattribute wurden gezählt und nach Häufigkeit aufgelistet. Die Erhebung der Zitate und deren Auswahl erfolgt willkürlich anhand der orientierenden Literaturrecherche und die Zuordnung der Kernattribute ebenfalls. So ist deren Auswertung zwar nicht repräsentativ gelten, dennoch kann angenommen werden, dass die fünf am häufigsten genannten Attribute eine Tendenz für die Generation X darstellt.

Diese werden in der nachfolgenden Abbildung drei gezeigt:

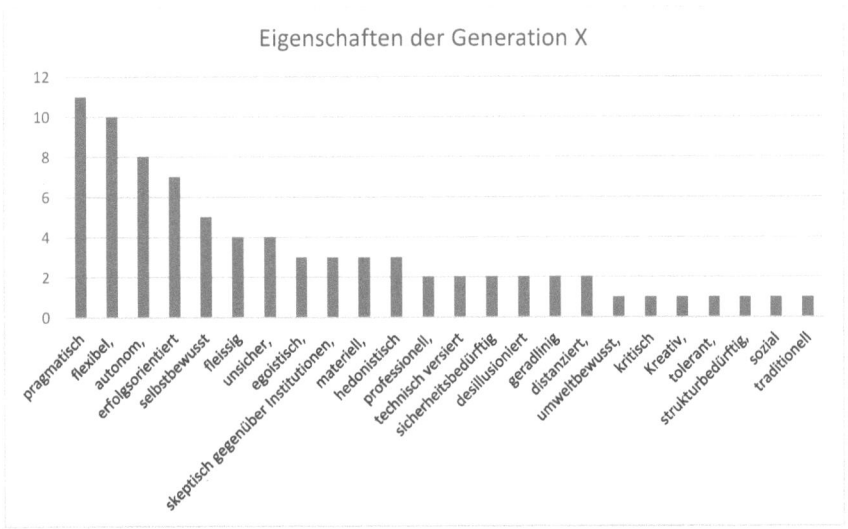

Abbildung 3 Häufung der generationenspezifischen Attribute

27

6. Erörterung der generationenspezifischen Eigenschaften im Kontext der ausgewählten Pflegemodelle

Bei der Diskussion, ob die Eigenschaften der Generation X von den Pflegemodellen aufgegriffen werden können, hat sich die Verfasserin auf die bei der Tendenz am stärksten ausgeprägten Eigenschaften konzentriert. Dabei werden die eingangs gestellten Fragen noch einmal aufgegriffen und diskutiert.

6.1 Generation X im Psychobiographischen Modell nach Böhm

Die erste Ausgangsfrage, ob das ausgewählte Pflegemodell biografische oder generationenspezifische Prägungen enthält, ist eindeutig positiv zu beantworten. Das Böhm´sche Modell nimmt für sich in Anspruch besonders die Biografie und die Prägungen eines Menschen zu beachten. Er verweist dazu auf den Sozialisationsprozess und den Zeitgeist, es ist ihm bewusst, dass dieser alle 15 Jahre neu für die pflegerischen Interventionen überdacht und angepasst werden muss (Böhm, 2004, S.180). Deshalb ist gut vorstellbar, nach Anpassung der Pflegeinterventionen auf eine aktuellere Prägephase, dass die Charakteristika der Generation X beachtet werden und in der Pflege darauf eingegangen werden kann.

Das Modell ist für die letzte Lebensphase bis zum Tod konzipiert, es ist also auf alle Fälle ein Langzeitmodell. Böhm hat für die regredienten Phasen in der Demenz sieben Interaktionsstufen beschrieben, um für jede Phase der kognitiven Einschränkung auf den Patienten eingehen zu können. Böhm gibt damit in seinem Modell grundsätzlich die Möglichkeit, dass in jeder Stufe generationsspezifische Attribute Beachtung finden, wenn diese in der Biografie abgefragt wurden und das Personal sich mit der Prägephase der Generation X auskennt. Insbesondere die zweite Stufe, die den kognitiv eingeschränkten Menschen mit Mutterwitz erreichen will, bietet eine gute Möglichkeit generationsspezifische Elemente in die Pflege zu integrieren. Hier wird deutlich die Thymospsyche angesprochen und damit emotionale Resonanzen möglich. In der Interaktionsstufe 4 werden die Impulse besonders auf gemeinsam erlernte Rituale abgestimmt. Hier wird es in der Generation X schwierig, da diese Generation im geteilten Deutschland zum Teil sehr unterschiedliche Rituale kennengelernt hat. Auch die von Böhm hervorgehobene Milieugestaltung für die Patienten könnte zu einem Problem werden. Sie funktioniert nur, wenn die Biografien der Patienten zusammen passen.

Die Grundhaltung des psychobiografischen Modells geht von einer Krankheit aus, die sich weiter verschlechtert bis zum Tod. Im Hinblick auf das besondere Klientel welches nach diesem Modell gepflegt werden soll, kann man davon ausgehen dass die meisten der dementen Patienten sich im letzten Lebensabschnitt befinden. Böhm versucht mit seinem Modell die Lebensqualität der Patienten zu steigern und ihren Rückzug zu vermeiden. Es wird nicht deutlich, mit welchen Interventionen die Attribute Autonomie und Selbstbewusstsein aufgefangen werden können.

Die Haltung zu Krankheit, Genesung oder Alter ist im Böhm´schen Modell zunächst defizitorientiert. Nach Ermittlung dieser Defizite wird in der Impulsgebung dann von den Pflegekräften eine reaktivierende Richtung vorgegeben. Für eine autonome und selbstbewusste Generation, kann das der Idee Rückzug zu vermeiden, entgegen wirken. Der Pragmatismus der Xer würde vielleicht dazu führen, dass getan wird, was getan werden muss, aber die ebenfalls vorhandene Skepsis dieser Generation gegenüber Institutionen kann auch Ablehnung hervorrufen.

Bei der Begutachtung, ob das psychobiografische Pflegemodelle von Böhm den spezifischen Aspekten dieser Generation gerecht wird, stellt sich heraus, dass viele gute Ansätze zur Einbindung von persönlichen Eigenschaften im Kontext der Prägephase des einzelnen Patienten innerhalb des Modells vorhanden sind. Weniger praktikabel erscheint die Umsetzung der Milieutherapie, sowie das Zulassen von autonomen Entscheidungen, da das Expertentum bei den Pflegekräften und nicht beim Kranken selbst angesiedelt ist und die Pflegenden über die anzuwendenden Impulse entscheiden. Positiv zu bewerten ist in jedem Fall die regelmäßige Evaluation des geschichtlichen und soziologischen Hintergrundes, damit ist es möglich die Besonderheiten einer Generation, auch die der Generation X zu berücksichtigen.

6.2 Generation X im Gezeitenmodell nach Barker

Auch das Gezeitenmodell berücksichtigt explizit die Biografie einer einzelnen Person, die Prägung der Person wird daher im Laufe der Pflege zum Vorschein kommen, jedoch legt das Modell keinen besonderen Focus auf die Prägung. Da die zu pflegende Person es selbst in der Hand hat preiszugeben, was sie quält oder welche Hilfe sie benötigt, wird der speziellen Prägung der Generation X hier indirekt Rechnung getragen. Anhand der Recherche wurde deutlich, dass Personen der Generation X bevorzugt autonom handeln. In diesem Modell wird die persönliche Autonomie gefördert, da die Person selbst entscheiden kann, wieviel, was und wann sie es preisgibt. Die Nutzung des ganzheitlichen Assessments im Gezeitenmodell bedient zwei weitere Attribute der Generation X: Schritt für Schritt vorzugehen kommt dem Pragmatismus und auch der Erfolgsorientierung entgegen.

Das Gezeitenmodell ist auch für den Einsatz in der Langzeitpflege vorstellbar. Das Leben wird als Reise betrachtet, und kognitive Einschränkungen werden als Erfahrungen von schwierigen Zuständen gewertet. Der Umgang mit diesen Erfahrungen wird herausgearbeitet und geschätzt. Auch in diesem Fall steht persönliche Autonomie der zu pflegenden Person im Vordergrund. Die Frage, wie das Modell auf gravierende kognitive Einschränkungen in der Langzeitpflege reagiert, bleibt allerdings offen.

Es wird deutlich dass die Grundhaltung des Gezeitenmodells, die Entdeckung der individuellen Gesundheit, vielen Attributen der Generation X entgegen kommt. Da das Gezeitenmodell Recovery als Grundlage für die pflegerische Beziehung hat, ist diese bestimmt von der Selbständigkeit der Person und von der potentiellen Genesung, die möglich sein kann. Damit werden die Werte der Generation X gut aufgegriffen.

Die Generation X agiert weitgehend autonom und kann diese Haltung im Gezeitenmodell gut wiederfinden. Sie sind erfolgsorientiert, also werden sie in diesem Krankheitsverständnis, das Hoffnung zulässt, durch die pflegerische Beziehung in diesen Erfolgen begleitet. Sie sind es gewohnt flexibel zu agieren und können alle von ihnen gewünschten Möglichkeiten ausschöpfen, um diese Erfolge zu erreichen. Die Pflegenden sind dabei wertschätzende Begleiter. Die eingangs formulierte Frage ob diese Haltung, die dem Modell zugrunde liegt für die Interessen dieser Genration förderlich ist, kann eindeutig positiv bewertet werden.

Insgesamt lässt sich also feststellen, dass das Gezeitenmodell den spezifischen Aspekten der Generation X mit ihren Besonderheiten gerecht werden kann, solange die Person nicht an schweren kognitiven Einschränkungen leidet.

7. Schlussfolgerung/ Fazit

Beide Modelle nutzen die Informationen aus der persönlichen Biografie der zu pflegenden Personen. Insofern können die Pflegenden in beiden Modellen auf die Generation X individuell eingehen. Das ist allerdings nicht besonders generationenspezifisch.

Es zeigt sich anhand der beiden gewählten Modelle sehr eindrucksvoll, dass man mit den biografischen Daten unterschiedlich umgehen kann. Während Böhm die Pflegenden zu Experten für die Impulse bzw. Interventionen erhebt, passiert bei Barker genau das Gegenteil. Diese gegensätzliche Haltung muss differenzierter betrachtet werden. Das Gezeitenmodell ist zwar nicht ausdrücklich auf generationenspezifische Fragen abgestimmt, die Haltung gegenüber den zu pflegenden Personen macht es aber möglich, die wichtigen Attribute wie Autonomie, Pragmatismus und auch Erfolgsorientierung einzubinden.

Die Herangehensweise der Pflegenden im Modell von Böhm ist besser geeignet für Menschen, deren kognitive Einschränkungen die eigene Autonomie in den Hintergrund treten lassen. Um der Generation X dennoch gerecht zu werden, ist es notweneig, dass die Pflegnden sich mit dem Zeitgeist der Generation X gut auskennen und daraus ihre pflegerischen Impulse setzen. Die von Böhm besonders betonte Milieutherapie ist für die Generation X schwer durchsetzbar, denn in dieser Generation muss man davon ausgehen, dass unterschiedliche Prägephasen in Ost und West, sowie die hohe Flexibilität dieser Generation nicht unbedingt einem gemeinsamen Milieu entspringen, auf das man sich im Alter bei kognitiven Einschränkungen berufen könnte. Vereinzelt mag das zwar gehen, wenn die Menschen im Alter noch an dem Ort wohnen, wo sie geboren und aufgewachsen sind. In einer stationären Einrichtung der Langzeitpflege wird es aber so viele verschiedene Milieus brauchen, dass es fraglich ist ob dieser Ansatz in der Zukunft noch erfolgreich oder wirtschaftlich ist. Positiv ist, dass bereits eine Anpassung der generationsspezifischen Elemente im Böhm´schen Modell vorgesehen ist.

Der spezifische Wunsch der Generation X autonom und selbständig zu sein lässt sich insbesondere im Bereich der häuslichen Versorgung begegnen. Hier ist das Gezeitenmodell von Barker im Besonderen geeignet, die Lebenswelt der zu pflegenden Person zu erfassen und gemeinsam nach Lösungen zu suchen.

Beide Modelle verlangen eine hohe Reflektionsfähigkeit des Personals und eine umfassende Kenntnis von Zeitgeist und Zeitgeschehen. Hierzu wäre es in der näheren Zukunft sinnvoll, wenn sich dieser Bedarf in den Curricula der Pflegeausbildungen widerspiegeln würde.

Der Paradigmenwechsel, der sich in Deutschland seit jüngerer Zeit durch den neuen Pflegebedürftigkeitsbegriff in der Pflege vollzieht, hin zu mehr Selbstbestimmung und Selbständigkeit, wird sich auch in der Haltung des Personals wiederfinden müssen.

Eine zukünftige Aufgabe könnte es sein, die bedeutsamen Attribute der Generation X nicht nur tendenziell, sondern wissenschaftlich repräsentativ zu erfassen.

Für die Pflege von morgen kann diese Arbeit also eine Hilfestellung sein, sich den Besonderheiten der Generation X im Besonderen, aber auch allen weiter folgenden Generationen anzunehmen, bestehende Modelle zu überprüfen und anzupassen und die Pflegenden auf diesen Weg einzustimmen für eine optimale Versorgung einer sich immer schneller wandelnden Gesellschaft.

Literaturverzeichnis

Barker, P., Buchanan-Barker, P., Zuaboni, G., Burr, C., & Schulz, M. (2013). *Das Gezeitenmodell: Der Kompass für eine recovery-orientierte, psychiatrische Pflege.* (1. Aufl.). Bern: Verlag Hans Huber.

Becker, H. A. (2008). Karl Mannheims "Problem der Generationen"- 80 Jahre danach. *Zeitschrift für Familienforschung, 20.Jg.*(2), 203-221.

Bettig, U., Frommelt, M., Roes, M., Schmidt, R., Thiele, G., & Arend, S. (Hrsg.). (2015). *Empowerment in der Pflege. Jahrbuch Pflegemanagement.* Heidelberg: Medhochzwei-Verlag.

Billerbeck v., L. (1999). *Generation Ost: Aufmüpfig, angepasst, ehrgeizig? Jugendliche nach der Wende.* Berlin: Christoph Links Verlag.

Böhm, E. (2004). *Psychobiographisches Pflegemodell nach Böhm. Band I: Grundlagen.* (3.Aufl.). Wien, München, Bern: Verlag Wilhelm Maudrich.

Böhm, E. (2002). *Psychobiographisches Pflegemodell nach Böhm. Band II: Arbeitsbuch.* (2. Aufl.). Wien, München, Bern: Verlag Wilhelm Maudrich.

Boyd, D. (2010). Ethical Determants for Generations X and Y. *Journal of Business Ethics.* (93), 465–469. Abgerufen von https://doi.org/10.1007/s10551-009-0233-7

Brandenburg, H., Panfil, E.-M., & Mayer, H. (2013). *Pflegewissenschaft 2: Lehr- und Arbeitsbuch zur Einführung in die Methoden der Pflegeforschung.* (2.Aufl.). Bern: Verlag Hans Huber.

Cassens, I., Luy, M., & Scholz, R. (Hrsg.). (2009). *Die Bevölkerung in Ost- und Westdeutschland: Demografische, gesellschaftliche und wirtschaftliche Entwicklungen seit der Wende* (1. Aufl.). Wiesbaden: VS Verlag für Sozialwissenschaften.

Coupland, D. (1991). *Generation X: Geschichten für eine immer schneller werdende Kultur.* München: Goldmann Verlag.

Duden. (2017). *Die deutsche Rechtschreibung.* (27. Aufl.). Berlin: Dudenverlag

Eberhardt, D. (2016). *Generationen zusammen führen: Mit Millenials, Generation X und Babyboomern die Arbeitswelt gestalten.* (1. Aufl.). Freiburg, München: Haufe Gruppe.

Enders, J. C., Schulze, M., & Ely, B. (Hrsg.). (2016). *Wie war das für euch? Die Dritte Generation Ost im Gespräch mit ihren Eltern.* (1.Aufl.).Berlin: Christoph Links Verlag.

Futurebiz (2014) Grafik. INTERNET_WORLD_ Business_Ausgabe22.pdf. Abgerufen von http://heftarchiv.internetworld.de

Hacker, M.,Maiwald, S., Stemmler, J., Enders, J., Lettari, A., Pietzcker, H., ... & Schulze, M. (Hrsg.). (2012). *Dritte Generation Ost : wer wir sind, was wir wollen.* Bonn: Bundeszentrale für politsche Bildung.

Hermann, U. (2006). Was ist eine „Generation"? In Schüle, A., Ahbe, T., & Gries, R. (Hrsg.). *Die DDR aus generationengeschichtlicher Perspektive. Eine Inventur.* (S. 23-46) Leipzig: Leipziger Universitätsverlag.

Hoben, M., Bär, M., & Wahl, H.-W. (Hrsg.) (2016). *Implementierungswissenschaft für Pflege und Gerontologie. Grundlagen, Forschung und Anwendung – Ein Handbuch.* (1. Aufl.). Stuttgart: Verlag W. Kohlhammer

Höpflinger, F. (1999). *Generationenfrage-Konzepte, theoretische Ansätze und Beobachtungen zu Generationenbeziehungen in späteren Lebensphasen.* Lausanne: Réalités sociales.

Illies, F. (2002). *Generation Golf: Eine Inspektion* (6.Aufl.). Frankfurt am Main: Fischer Verlag.

Illies, F. (2006). *Generation Golf Zwei.* München: Karl Blessing Verlag.

Jureit, U. (2010). *Generation. Generationalität. Generationenforschung.* Abgerufen von http://docupedia.de/zg/jureit_generation_v1_de_2010

Kecskes, R. (2012). *Auf der Suche nach einem kohärenten Qualitätsversprechen: Die junge, flexible Generation zwischen öffentlicher Inszenierung und privater Authentizitätssuche.* Abgerufen von http://www. gfkps.

com/imperia/md/content/ps_de/gfk_studie_generationen_juli_2012_kecskes. pdf [02.05.

2013].

Klaffke, M. (Hrsg.). (2014). *Generationen-Management: Konzepte, Instrumente, Good-*

Practice-Ansätze. Wiesbaden: Springer Verlag.

Knuf, A. (2016). *Empowerment und Recovery* (5. Aufl.). Köln: Psychiatrie Verlag.

Lettrari, A., Nestler, C., & Troi-Boeck, N. (Hrsg.). (2016). *Die Generation der Wendekinder:*

Elaboration eines Forschungsfeldes. Wiesbaden: Springer VS.

Lindner, B. (2006). Die Generation der Unberatenen. In Schüle, A., Ahbe, T., & Gries, R.

(Hrsg.). *Die DDR aus generationengeschichtlicher Perspektive. Eine Inventur*. (S. 93-112).

Leipzig: Leipziger Universitätsverlag.

Lüscher, K., & Liegle, L. (2003). *Generationenbeziehungen in Familie und Gesellschaft*.

Konstanz: UVK Verlagsgesellschaft.

Maack, B. (2012). "Generation Golf" und Co.: Ein Auto, uns alle zu einen - *SPIEGEL*

ONLINE – einestages. Abgerufen von http://www.spiegel.de/einestages/generation-x-

generation-golf-und-co-die-populaersten-generationen-begriffe-a-947708.html

Machowec, M. (2014). "Dritte Generation Ostdeutschland": Ratlose Revoluzzer. *Zeit online*.

Abgerufen von http://www.zeit.de/2014/21/dritte-generation-ostdeutschland

Mangelsdorf, M. (2017). *Von Babyboomer bis Generation Z: Der richtige Umgang mit*

unterschiedlichen Generationen im Unternehmen (2. Aufl.). Offenbach: Gabal Verlag.

Mannheim, K. (2017) Das Problem der Generationen. *KZfSS Kölner Zeitschrift für*

Soziologie und Sozialpsychologie, 69(S1), 81–119. Abgerufen von

https://doi.org/10.1007/s11577-017-0412-y

Noelle, R. (2015). Grundlagen und praxis gerontopsychiatrischer Pflege. (1. Aufl.). Köln:

Psychiatrie Verlag.

Oertel, J. (2014). Baby Boomer und Generation X - Charakteristika der etablierten

Arbeitnehmer -Generationen. In M. Klaffke (Hrsg.), *Generationen-Management:*

Konzepte, Instrumente, Good-Practice-Ansätze (S. 28–54). Wiesbaden: Springer Verlag.

Abgerufen von https://doi.org/10.1007/978-3-658-02325-6_2

Pilz, M. (2013). „Dritte Generation" : Die ersten Ossis mit Visionen - *WELT*. Abgerufen von

https://www.welt.de/kultur/article122605950/Die-ersten-Ossis-mit-Visionen.html

Porsche, M. (1997). *Alternative Nation? Die "Generation X" in der amerikanischen*

Gegenwartsliteratur. Paderborner Universitätsreden: Vol. 59. Paderborn:

Universitätsverlag Paderborn.

Quarch, C., & König, E. (2013) *Wir Kinder der 80er. Porträt einer unterschätzten Generation*.

(1. Aufl.). München: Riemann Verlag.

Rönicke, K & Herak, M. (2012). Die dritte Generation Ost: Ihr wart doch bloß Kinder!

Frankfurter Allgemeine Feuilleton. Abgerufen von http://www.faz.net/aktuell/feuilleton/die-

dritte-generation-ost-ihr-wart-doch-bloss-kinder-11971689.html

Sauter, D., Abderhalden, C., Needham, I., Wolff, S. (Hrsg.). (2004). *Lehrbuch psychiatrische*

Pflege. (1. Aufl.). Bern: Verlag Hans Huber.

Statistische Ämter des Bundes und der Länder. (2010). *Demografischer Wandel in*

Deutschland, Heft 2.

Vollbrecht, R. (1993). *Ost-west-deutsche Widersprüche. Ostdeutsche Jugendliche nach der*

Wende und im Westen. Opladen: Leske + Budrich

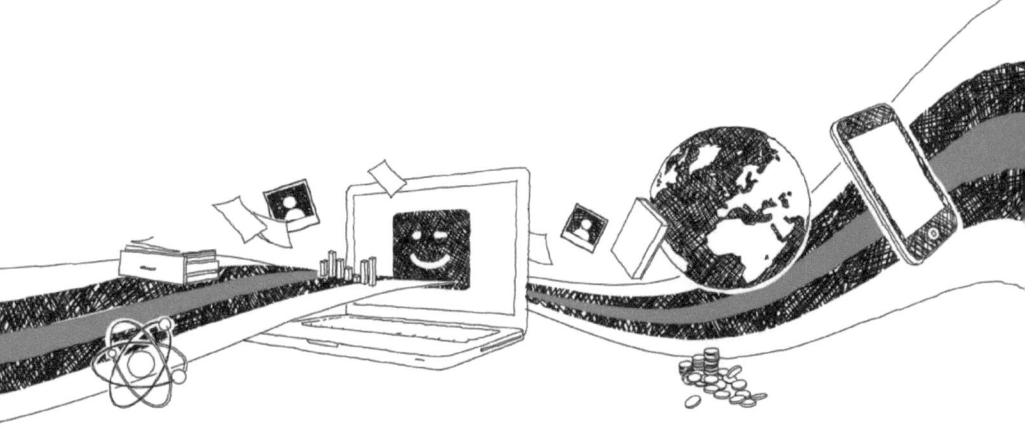
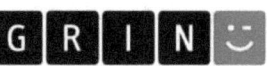